U0281983

孩子认本草

花园和郊外的小中药

马增斌　主编

中国轻工业出版社

前言

　　大自然中的植物多种多样，很多都可以用作药材，有治病的作用。小朋友，一起去花园里认识更多的植物吧。一年四季，花园里花开花落，根长果熟，是各种中草药材的"博物馆"。

　　春风荡漾的时候，月季花含苞待放；清风徐徐时，连翘已满枝金黄，赏心悦目。

　　秋高气爽的时节，蒲公英在你身旁飘过，又随风飘向远方。等到秋意深深、叶落花残的时候，牡丹花藏在地下的根皮成熟了，菊花的香气也已经在各处飘散开来，正是"淡巷浓街香满地，案头九月菊花肥"的时节，令人陶醉。

　　小朋友，上面说到的月季花、连翘、荷叶、蒲公英、牡丹皮、菊花等，都是有着不同功效的中药材，它们就在你的身边，或许不用走进花园，你也能看到它们，试着找一找吧！

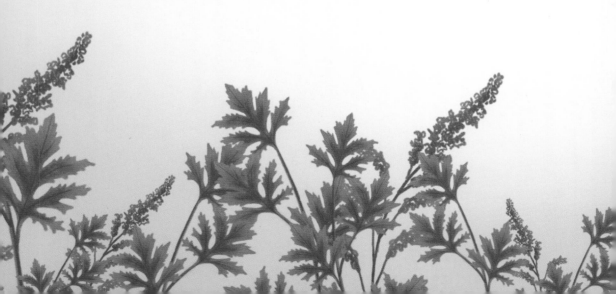

目录
CONTENTS

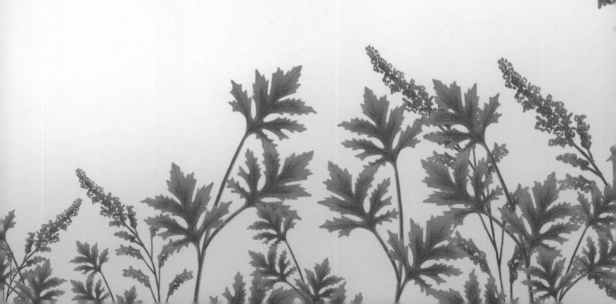

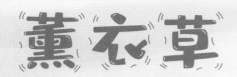

薰衣草
镇静安神

小朋友你好呀，我是薰衣草。我开着漂亮的紫色小花，散发着清新的香气。我具有很高的观赏价值，在公园和街边的绿化带里，你一定经常看见我的身影。我不但能够净化空气，还能够做香料和中药呢。

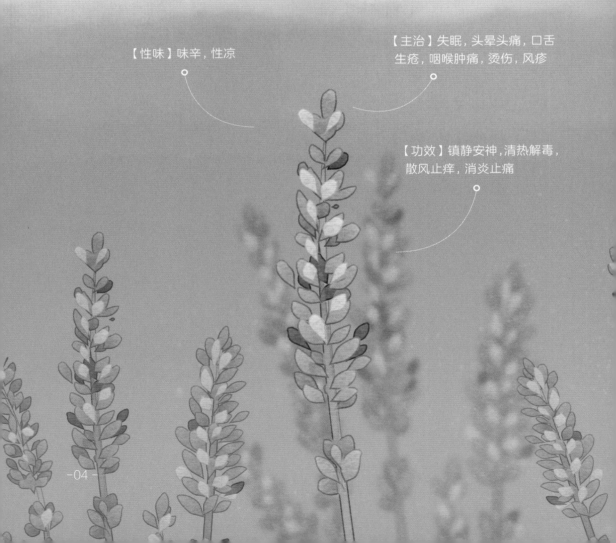

【性味】味辛，性凉

【主治】失眠，头晕头痛，口舌生疮，咽喉肿痛，烫伤，风疹

【功效】镇静安神，清热解毒，散风止痒，消炎止痛

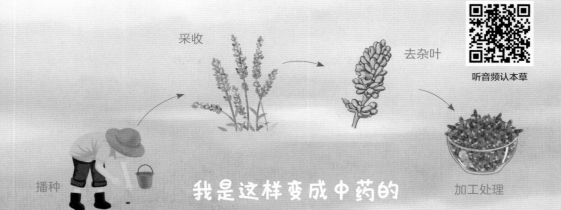

采收

去杂叶

播种

听音频认本草

我是这样变成中药的

加工处理

　　通常，花农们会在每年 3~4 月播种我。我在每年 6~8 月开花，当大约三分之一的花已经凋谢时，我就可以被采收了。我会被去除杂叶，再经过加工处理，就可以作为香料和中药使用了。

我从这里来

　　我原产于地中海沿岸及欧洲等地区，后来被世界各国广泛引种。在中国，我原本生长在新疆一带，但经过花农们的精心培育，我的足迹已经遍布祖国各地。我既耐高温又耐严寒，对水的需求量不大，喜欢充足的阳光照射。我的根系十分发达，喜欢深厚、疏松、肥沃的土壤。

镇静安神

薰衣草中含有的物质具有镇静安神、舒缓神经的作用。如果人们因为情绪紧张而头痛、失眠，可以用薰衣草泡水喝或者在枕边放一个薰衣草香囊，能够有效缓解症状哦。

镇静安神、舒缓神经

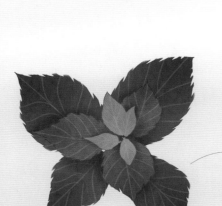

薰衣草薄荷茶可以安神助眠

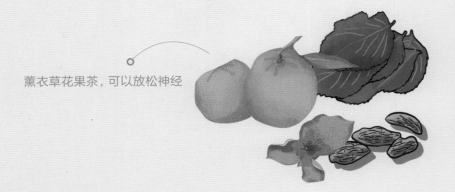

薰衣草花果茶，可以放松神经

驱虫护肤好帮手

除了泡花草茶之外，在日常生活中，薰衣草还有很多妙用。

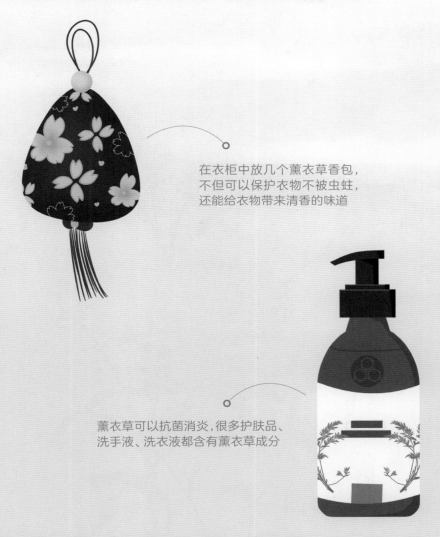

在衣柜中放几个薰衣草香包，
不但可以保护衣物不被虫蛀，
还能给衣物带来清香的味道

薰衣草可以抗菌消炎，很多护肤品、
洗手液、洗衣液都含有薰衣草成分

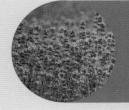

生活中的本草

薰衣草具有很好的观赏价值，还被用来表达爱意或好运等。在欧洲民间，人们会在婚礼上铺撒薰衣草的花朵，寓意婚姻幸福美满。在爱尔兰，当地人则会将薰衣草绑在桥上，以祈求好运。

玫瑰花
理气止痛

我有美丽的花色，浓郁的花香，也有尖尖的刺。好多人喜欢我，在我的面前流连徘徊，所以我又被称作"徘徊花"。平时不要随意采摘我，让我在枝头继续生长绽放吧。除了供人观赏外，我还是一味中药，也可以泡茶喝。

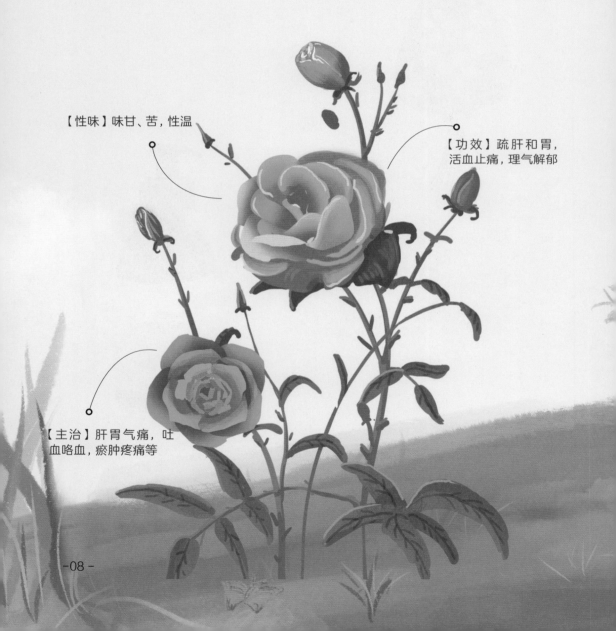

【性味】味甘、苦，性温

【功效】疏肝和胃，活血止痛，理气解郁

【主治】肝胃气痛，吐血咯血，瘀肿疼痛等

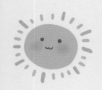

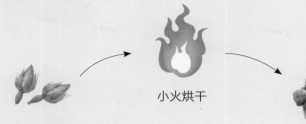

采摘　　　　　　小火烘干

听音频认本草

我是这样变成中药的

　　每年的 5~6 月份，在我即将绽放之前，采摘已经足够大但是还没有开放的玫瑰花蕾，用小火烘干，制成干花，然后就可以泡水喝或者入药了。

我从这里来

　　我广泛生长和分布于世界的各个地方，耐寒、耐旱，喜欢排水良好、疏松肥沃的土壤。玫瑰喜欢在温暖的 5~6 月份开花，从花开到花谢，玫瑰可以绽放一个月的时间。

　　我喜欢阳光充足的气候，在开花之前，每天要接受 8 个小时以上的阳光照射，否则可能就不开花了；阳光越充足，我就越浓艳，香味也越浓郁。

安抚情绪

玫瑰花具有镇静、安抚、抗抑郁、改善睡眠的作用。用玫瑰花泡水，有助于舒缓紧张的情绪，让人进入放松状态。

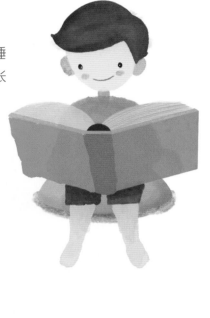

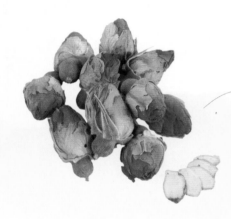

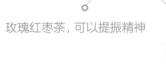

玫瑰姜茶，可以静心暖胃

玫瑰红枣茶，可以提振精神

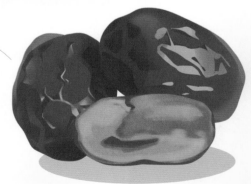

玫瑰花茶

在生活中，人们常把玫瑰花制成茶饮，也就是玫瑰花茶饮用，下面一起看看它的做法吧。

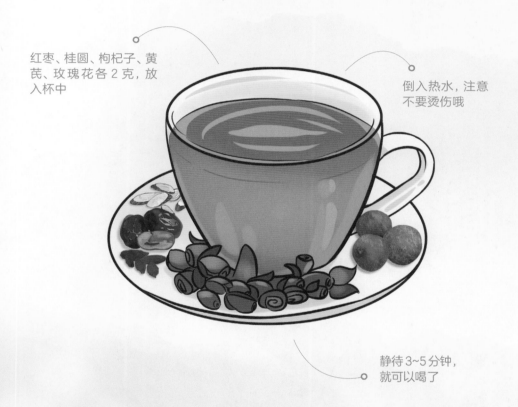

红枣、桂圆、枸杞子、黄芪、玫瑰花各 2 克，放入杯中

倒入热水，注意不要烫伤哦

静待 3~5 分钟，就可以喝了

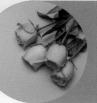

生活中的本草

在希腊传说中，玫瑰是由希腊花神克罗斯创造的，并被封为"花中皇后"。玫瑰是著名的观赏植物之一，有 100 多个品种。

月季花

活血消肿

我是月季花，都说"艳花不香，香花不艳"，我就是个例外。我的花色丰富，姹紫嫣红，还有独特的清香，深受人们的喜爱。我的花期很长，四季常开，因此又被称作"月月红"。作为一味药材，我具有活血、消肿等功效。

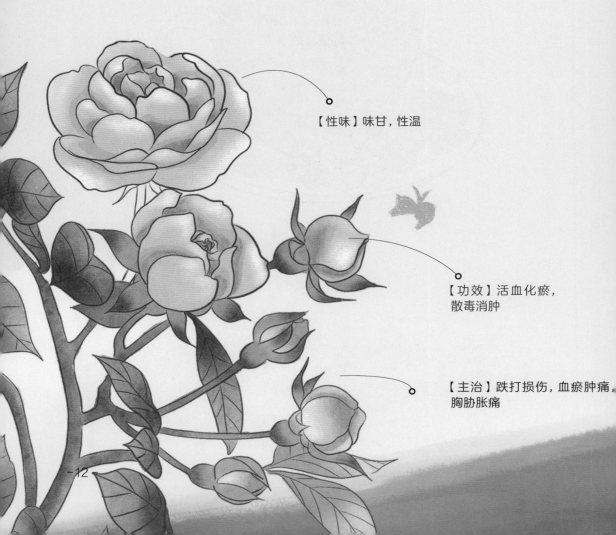

【性味】味甘，性温

【功效】活血化瘀，散毒消肿

【主治】跌打损伤，血瘀肿痛，胸胁胀痛

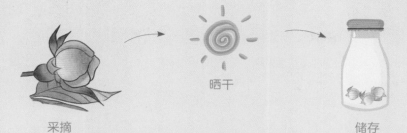

采摘　　　　　　晒干　　　　　　储存

听音频认本草

我是这样变成中药的

我的加工入药方法比较简单，采摘半开放的我，放在阳光下晒干，然后用瓶子等密封盛器储存就可以啦。

我从这里来

我在中国主要分布于湖北、四川和甘肃等省份的山区。圆形的我花瓣重叠。在江南等天气温暖的地方，我一年四季都可以开花；在北方，我的开花期一般从5月延续到10月。

活血消肿

月季花药性温和，能够活血消肿，促进血液循环，血液通畅了，肿胀的部位自然也就更容易痊愈。

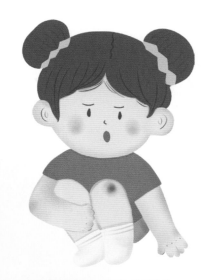

治疗跌打损伤

将月季花捣烂后敷在伤处，有助于伤口愈合，可用于治疗跌打损伤。

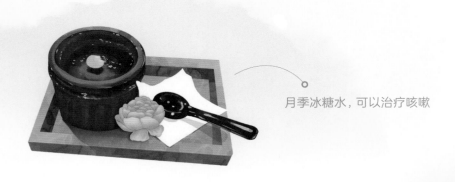

月季冰糖水，可以治疗咳嗽

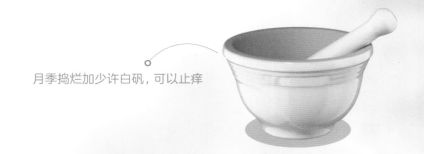

月季捣烂加少许白矾，可以止痒

种好一株月季花

在合适的条件下，月季花可以持续开放。小朋友，一起了解一下月季花的种植方法吧。

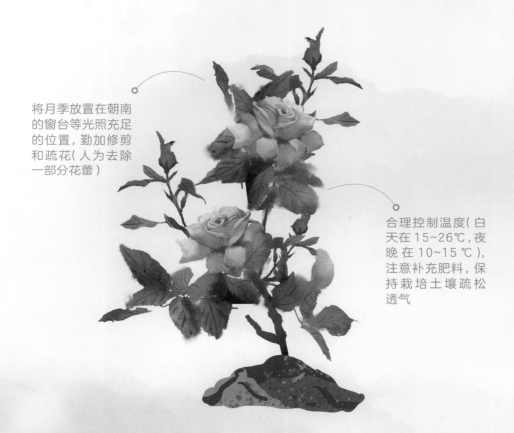

将月季放置在朝南的窗台等光照充足的位置，勤加修剪和疏花（人为去除一部分花蕾）

合理控制温度（白天在 15~26℃，夜晚在 10~15℃），注意补充肥料，保持栽培土壤疏松透气

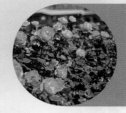

生活中的本草

月季能够吸收汽车尾气，还能够吸收苯等有害物质，是一种具有环保作用的植物。小朋友，如果你刚刚搬进新家，可以建议爸爸妈妈养一株月季花，有助于净化室内空气哦。

菊花
清热明目

"采菊东篱下，悠然见南山。"小朋友，你应该听过这首家喻户晓的诗句。诗人陶渊明在篱笆下悠然地采摘菊花，不觉抬头间，远处的南山映入眼帘，很有意境美吧。我的生命力旺盛，花朵千姿百态，同时还是一味清热去火的中药哦。

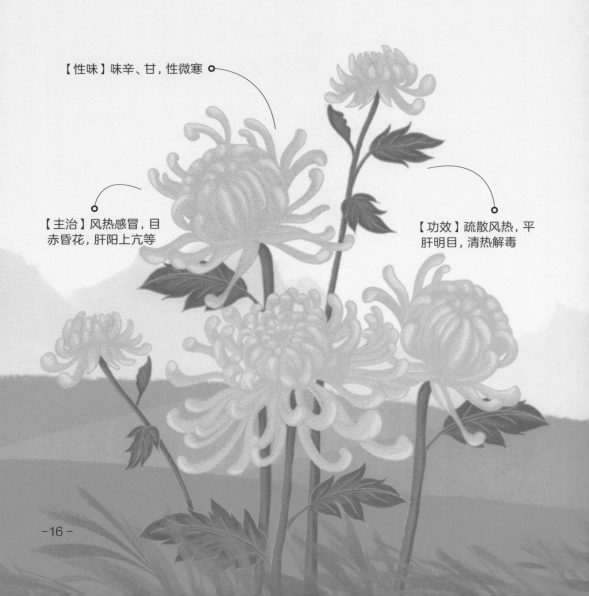

【性味】味辛、甘，性微寒

【主治】风热感冒，目赤昏花，肝阳上亢等

【功效】疏散风热，平肝明目，清热解毒

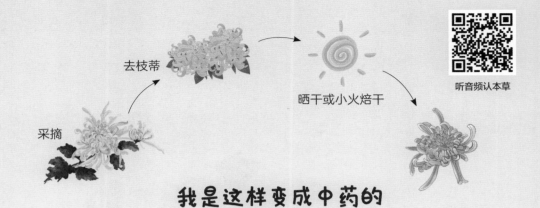

去枝蒂

晒干或小火焙干

采摘

听音频认本草

我是这样变成中药的

　　每年的 9~10 月，当我有一半多的花心散开时，就可以采摘了。采摘后的菊花，去掉枝蒂，放在阳光下晒干，或者用小火焙干就可以了。需要注意的是，采摘后要及时晾晒，并放在干燥通风的地方保存。

我从这里来

　　我在全国各地分布广泛，品种繁多，用作中药的主要有河南的怀菊、杭州的杭菊、安徽的滁菊和亳菊 4 种。我喜欢温暖湿润、阳光充足的地方，请不要把我种在阴凉处哦。

清除体热

菊花药性清凉，如同一个"灭火器"，可以帮助我们清除体内的热气，有助于缓解发热、头痛、咳嗽等症状。

缓解头痛

菊花茶有助于缓解头昏脑涨ß等症状，适当喝一些菊花茶对身体有好处哦。

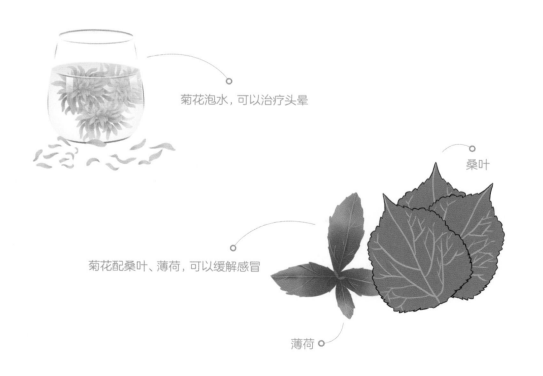

菊花泡水，可以治疗头晕

桑叶

菊花配桑叶、薄荷，可以缓解感冒

薄荷

种菊谣

小朋友，如果你想栽种一盆菊花，下面这首"种菊谣"就派上用场啦。

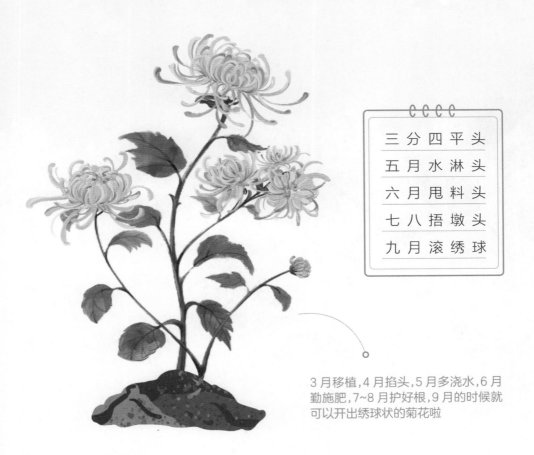

三 分 四 平 头

五 月 水 淋 头

六 月 甩 料 头

七 八 捂 墩 头

九 月 滚 绣 球

3 月移植, 4 月掐头, 5 月多浇水, 6 月勤施肥, 7~8 月护好根, 9 月的时候就可以开出绣球状的菊花啦

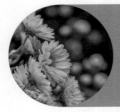

生活中的本草

民间有用菊花做枕头或者做香袋的风俗。例如, 将 500 克干白菊花和 500 克决明子混合装入枕芯中, 就做成了菊花决明枕, 有助于疏风清热、明目安神。

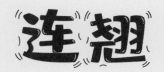

连翘
清热解毒

小朋友你好，我是连翘这种植物的果实。每到春天，连翘会开出金灿灿的四瓣花，是一道美丽的风景。你可能想不到，我也是一味清热解毒的良药呢，很多下火药的配方里都少不了我。

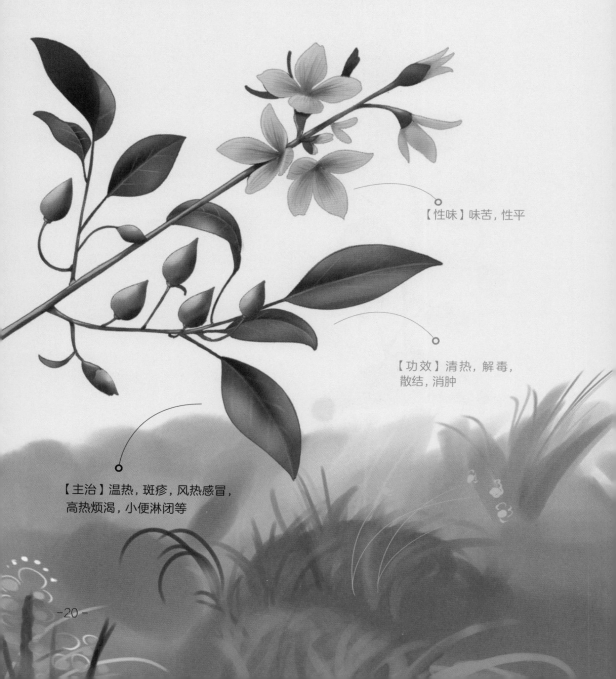

【性味】味苦，性平

【功效】清热，解毒，散结，消肿

【主治】温热，斑疹，风热感冒，高热烦渴，小便淋闭等

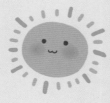

听音频认本草

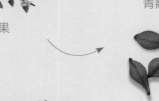

青翘

结果

老翘

开花

我是这样变成中药的

连翘在每年的 3~4 月开花，它的果实就是我。药用连翘分为青翘和老翘，每年 9 月上旬，采摘果皮还是青色的果实，放入沸水中稍煮或者放到锅中蒸制 30 分钟，晾干后就是青翘；每年 10 月上旬，采收熟透的、果壳裂开的果实，经过充分晾晒，并筛去种子和杂质，就是老翘。

我从这里来

连翘可以在中国的大部分省市生长，河北、山西、陕西、山东等地都能看到我的身影。连翘喜欢光照充足、温暖湿润的地方，对土壤的条件要求不高，即使土壤贫瘠，也能正常生长，唯独怕涝。连翘根系发达、生命力顽强，是不错的绿化植物。

清热解毒

连翘是清热解毒的一味良药，经常被用来治疗风热感冒、发热、心烦、咽喉肿痛等症状。中药名中的"银翘"，指的是金银花和连翘，两味药材搭配，清热解毒的功效更佳。

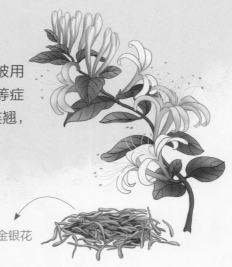

金银花

抗菌消炎

连翘具有抗菌消炎的作用，能够散结消肿，可以用来治疗一些口腔疾病等。

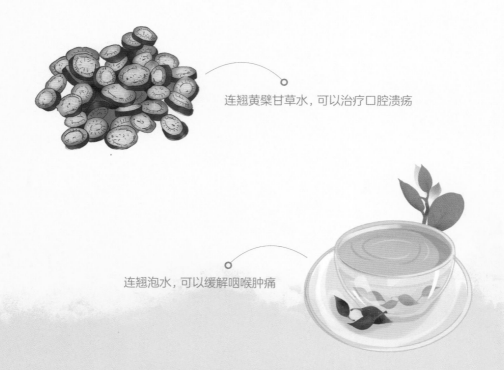

连翘黄檗甘草水，可以治疗口腔溃疡

连翘泡水，可以缓解咽喉肿痛

连翘不止能入药

除了入药，连翘还有其他一些用处，一起了解一下吧。

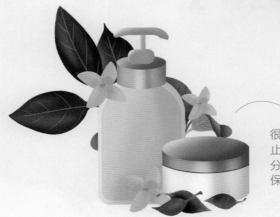

很多洗发水含有连翘成分，有助于去屑止痒。一些食品防腐剂中也含有连翘成分，它有助于抑制细菌繁殖，延长食品保质期

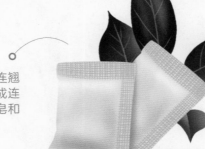

连翘的种子可以榨油。连翘油可以食用，也可以制成连翘牙膏，还可以用作肥皂和绝缘漆的原料

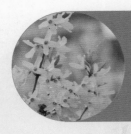

生活中的本草

连翘常见于城市各处的花篱、花丛、花坛等，在绿化、美化环境方面有着独特作用，被观光农业和现代园林业视为难得的优良树种。

牡丹皮

清热凉血

我是牡丹皮。你可能会问,牡丹还有皮吗?其实,我是牡丹的根皮。虽然我埋在地下,少为人知,但我也有很多价值。作为一味中药,我具有清热凉血、活血化瘀等功效。

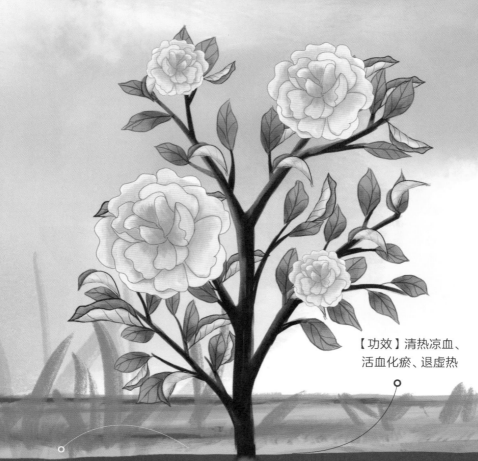

【功效】清热凉血、活血化瘀、退虚热

【性味】味甘,性微寒

【主治】温毒发斑,夜热早凉,无汗骨蒸,吐血衄血,跌扑伤痛等

听音频认本草

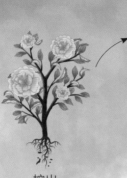

挖出 → 去除泥土 → 去掉须根 → 抽出木芯 留下根皮

我是这样变成中药的

　　选择栽培 3~5 年的牡丹，在每年的 10~11 月份，挖出牡丹根，去除根上的泥土，再去掉须根。趁新鲜时，抽去根里面的木芯，将我放在阴凉处晾干就可以了。

我从这里来

　　我来自牡丹的根皮，但不是每一种牡丹的根皮都可以入药哦。药用牡丹的花色大都是白色和白粉色的，相比于观赏性牡丹，看起来更清雅恬淡一些。

清热凉血

牡丹皮可以清热凉血，临床上多与元胡、牛膝（苋科植物牛膝的干燥根）等搭配使用。

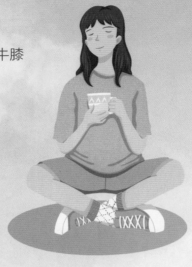

活血化瘀

牡丹皮还能行气活血、消肿化瘀，可用于治疗跌打损伤造成的瘀血、肿胀等。

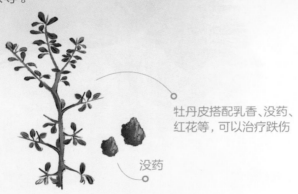

牡丹皮搭配乳香、没药、红花等，可以治疗跌伤

没药

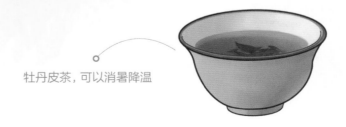

牡丹皮茶，可以消暑降温

牡丹皮泡衣服

在古代，人们会用牡丹皮泡衣服，从而让衣服留有淡淡的清香味道。

将牡丹皮 50 克、甘松 5 克研磨成粉，清洗衣物时，在最后一次漂洗时加入 5 克混合粉就可以了

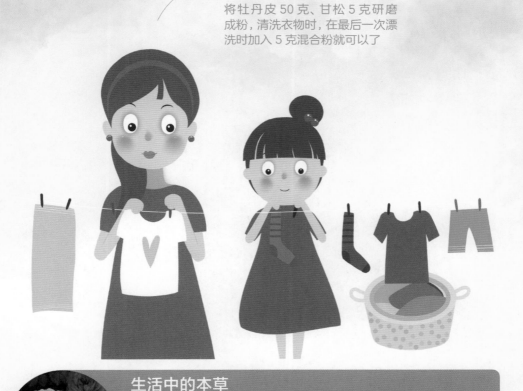

生活中的本草

小朋友，如果你想栽种一盆牡丹花，最好选在秋天。牡丹的根较深长，适合栽在土地中，或者用高筒花盆栽种。牡丹花喜欢凉爽、干燥的气候，生长期间需要有充足的阳光，但开花时要为它遮阳，否则花期会很短哦。

蒲公英
清热利尿

我是蒲公英，在乡间田地里经常能看到我的身影。我又被称作"下火草"，是解热凉血的首选药材之一，有助于消炎、去火；用我泡水喝有很多好处哦。

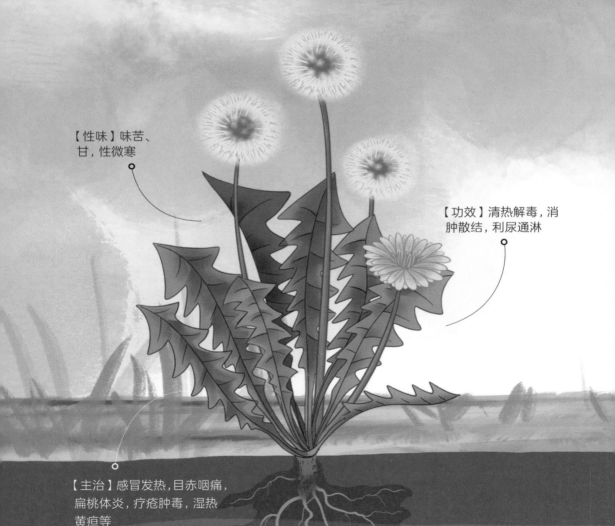

【性味】味苦、甘，性微寒

【功效】清热解毒，消肿散结，利尿通淋

【主治】感冒发热，目赤咽痛，扁桃体炎，疔疮肿毒，湿热黄疸等

挑除枯叶

晒干

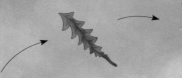

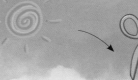

采摘

剪成小段保存

我是这样变成中药的

我的根、叶都可以入药。采挖后，挑除枯萎的叶片，放在阳光下晒干就可以了。晒干后的蒲公英可以全株保存，直接煎煮服用或泡水喝；也可用剪刀将叶、根切成小段后储存或使用。

我从这里来

我生活在草地、路边、田野、河滩等很多地方。每年初春，大地回暖时，我就开始长出叶子，然后开出鲜艳明亮的小黄花，看上去就像是一把小伞。花朵成熟后会长出种子，像一个白色的绒球，随风飘到各处生根发芽、生长。

缓解炎症

蒲公英的叶子和根能够抑制人体内的细菌滋生，有助于缓解炎症，对咽喉也有好处，可以用于治疗扁桃体炎等疾病。

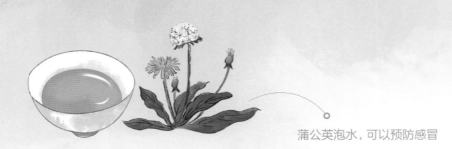

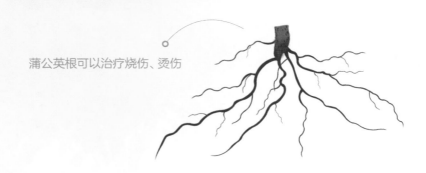

蒲公英泡水，可以预防感冒

蒲公英根可以治疗烧伤、烫伤

蒲公英当野菜吃

蒲公英是人们春季常食的野菜之一，但不要常吃或者吃太多哦。

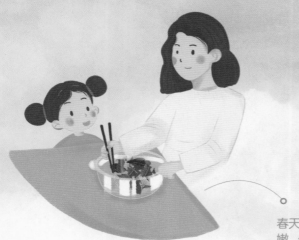

春天的蒲公英嫩叶口感十分柔嫩，但稍微带点苦味，可以凉拌着吃、炒着吃

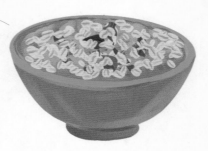

夏季，蒲公英和大米一起煮粥，既好吃，又能够清热解毒

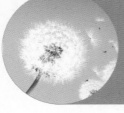

生活中的本草

蒲公英的种子是随风传播的。蒲公英一般会开出黄色的小花，通过昆虫授粉的方式形成种子。等到它的金黄色的花瓣全部脱落之后，花托上会长出白色的绒球，种子就完全成熟了。风吹过来时，它的种子就会随着风飘到其他地方。

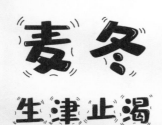

麦冬
生津止渴

小朋友你好，我是麦冬植物的块茎。这种植物的叶子长得又细又长，有点像韭菜，开着一串串白色或淡紫色的小花，非常漂亮，因此常用来美化环境。我被加工成中药后呈白黄色，形状像葡萄干。

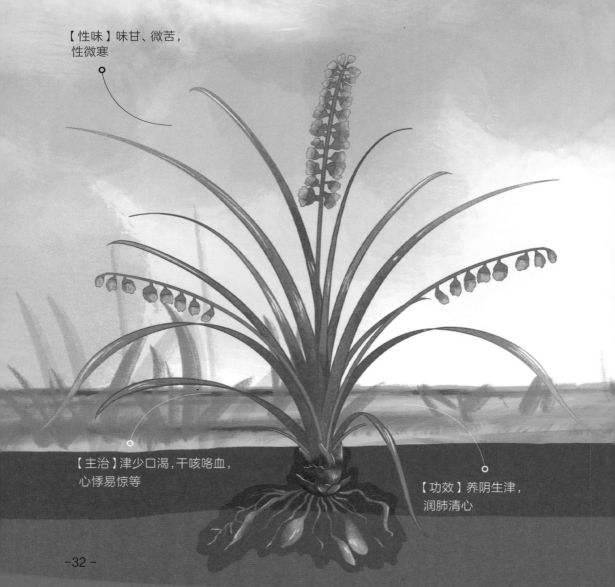

【性味】味甘、微苦，性微寒

【主治】津少口渴，干咳咯血，心悸易惊等

【功效】养阴生津，润肺清心

听音频认本草

冲洗干净

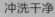

晾晒并揉搓

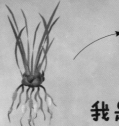

采收

我是这样变成中药的

通常,在种植后的第二年或第三年的 4 月上中旬,我就可以被采收了。麦冬采收后,先在水中冲洗掉泥沙,然后晾晒,晒干后用手轻轻揉搓,再次晾晒,反复数次,直到把须根完全搓掉就可以了。

我从这里来

麦冬喜欢温暖湿润、降水量充足的生长环境,分布于中国大部分南方省市、陕西南部、北京南部等地,最适合的温度是 15~25℃。麦冬对土壤的要求比较高,喜欢土质疏松、肥沃湿润、排水性良好的微碱性砂质壤土,在我的膨大期,需要有充足的阳光照射。

缓解口干舌燥

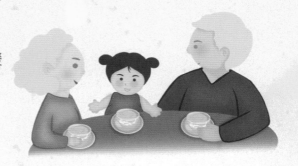

　　用麦冬泡水喝，可以有效缓解口干舌燥、嗓子疼等症状。

解除烦闷

　　麦冬可以润肺清心，有助于缓解干咳等；另外，常喝麦冬水还有助于解除烦闷、消除燥热哦。

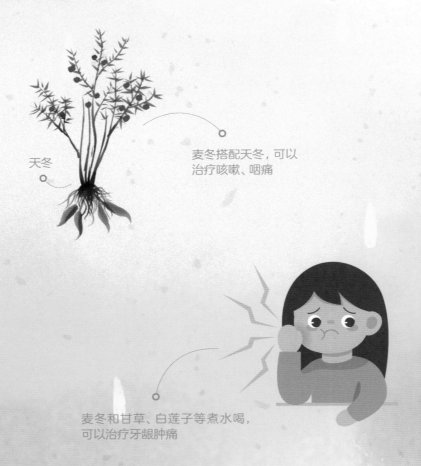

天冬

麦冬搭配天冬，可以治疗咳嗽、咽痛

麦冬和甘草、白莲子等煮水喝，可以治疗牙龈肿痛

服用麦冬有讲究

麦冬有助于抗疲劳、提高细胞免疫力，但药性偏寒，还有一些服用禁忌，建议在医生指导下服用。

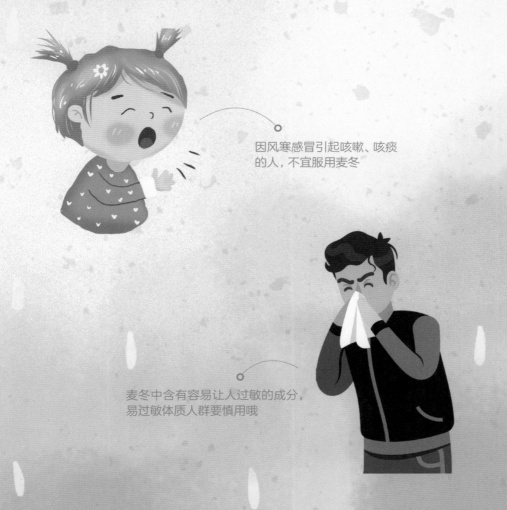

因风寒感冒引起咳嗽、咳痰的人，不宜服用麦冬

麦冬中含有容易让人过敏的成分，易过敏体质人群要慎用哦

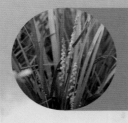

生活中的本草

相传，秦始皇在寻找长生不老药时，曾见到一只神鸟叼着一束仙草从东海飞来，他去询问精通医术的鬼谷子，得知这种仙草叫作麦冬。于是秦始皇带人到东海找回麦冬，并种在了中原大地，随后生长至今。

芦荟
清热通便

我叫芦荟，是生活中常见的植物，我的叶子肥厚，表面光滑，边缘长有尖刺，四季常绿，生机盎然。作为一味中药，我可以抗菌消炎、清热通便等。

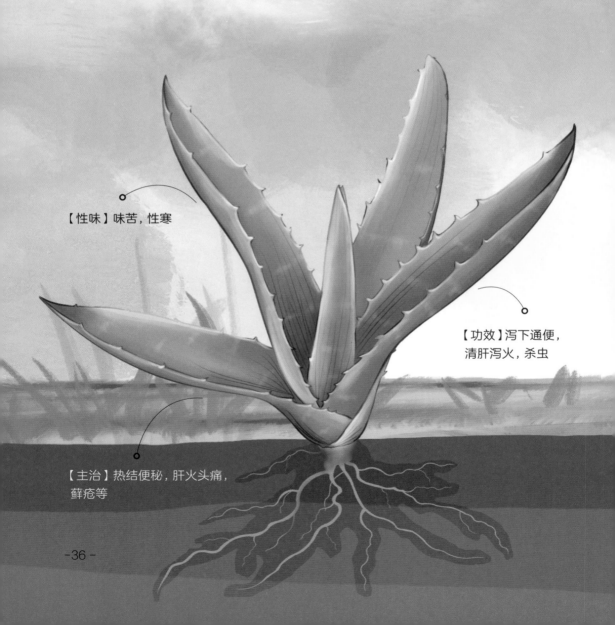

【性味】味苦，性寒

【功效】泻下通便，清肝泻火，杀虫

【主治】热结便秘，肝火头痛，癣疮等

听音频认本草

煎煮并过滤

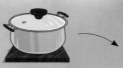

横切成片

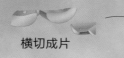

我是这样变成中药的

晒干

采摘并洗净

初秋季节，选择栽种 2~3 年的芦荟，采摘中下部长势好的叶片，洗净后横切成片，放入锅中，加水煎煮两三小时，然后过滤；将过滤后的液体放在盛器中烘干，或者在太阳下晒干就可以了。

芦荟干

我从这里来

我原产于非洲干旱地区，分布于世界各地。我喜欢温暖，比较耐旱，连续几天不浇水也依然郁郁葱葱，但我不耐涝哦。

改善肠胃功能

芦荟有泻下通便的作用，有助于改善胃肠功能，保持大便通畅，但不能长期、大量服用。

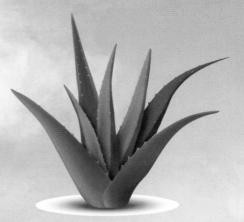

保湿皮肤

新鲜芦荟的汁液具有良好的保湿效果，而且作用温和，如果没有过敏现象，可以涂抹于皮肤使用。

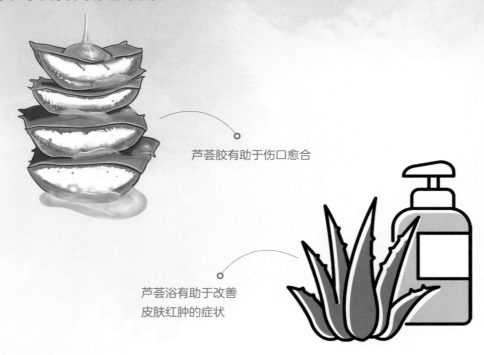

芦荟胶有助于伤口愈合

芦荟浴有助于改善皮肤红肿的症状

可以吃的芦荟

芦荟不仅可以用于医药领域，而且还能吃呢，一起了解一下吧。

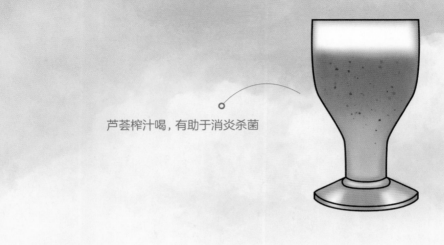

芦荟榨汁喝，有助于消炎杀菌

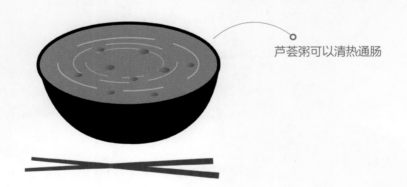

芦荟粥可以清热通肠

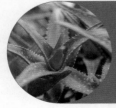

生活中的本草

芦荟可以吸收室内的二氧化碳，还可以吸收空气中的甲醛、一氧化碳、二氧化硫等，在房间里放一盆芦荟，相当于安装了一个迷你"空气清新器"哦。

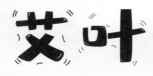

艾叶
温经散寒

我是菊科植物艾草的叶子。艾草在古时候也被人们叫作医草、香艾等，主要生长于路旁、草地、荒野等处。在生活中，人们常常用我泡脚或艾灸。我很开心能帮助到人们呢。

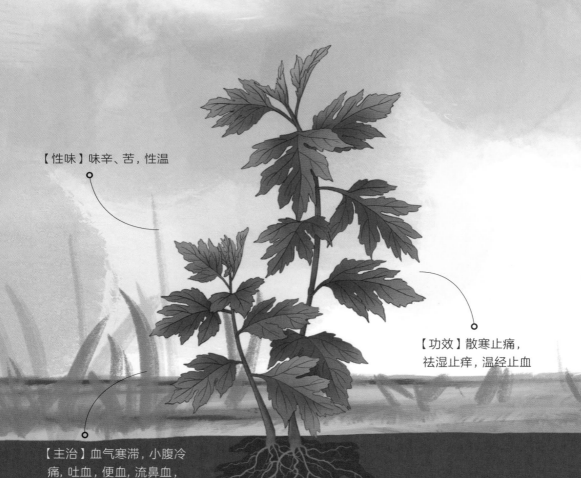

【性味】味辛、苦，性温

【功效】散寒止痛，祛湿止痒，温经止血

【主治】血气寒滞，小腹冷痛，吐血，便血，流鼻血，风寒，湿寒，皮肤瘙痒

听音频认本草

除去杂质 → 晒干

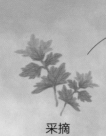

采摘

我是这样变成中药的

每年的 5~6 月，也就是春末夏初，在艾草的花还没有开放时，将我摘下，除去杂质，晒干或阴干就可以了。

我从这里来

艾草的适应性强，除了特别干旱或者高寒的地区，都有分布。只要是向阳和排水顺畅的地方，艾草都能生长，如果土壤湿润肥沃就更好了。如果你想种一株艾草，最好在 2~4 月进行，到了第二年 5 月份就可以采摘我了。

驱赶蚊虫

　　艾叶富含挥发油，是一种具有特殊香味的物质，能够抗菌、抗病毒，也可以驱赶蚊虫。

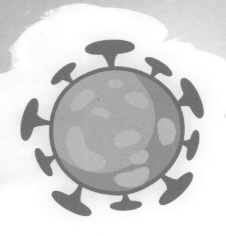

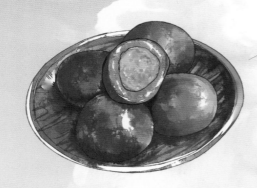

青团（由艾草汁和糯米粉制作而成）可以驱寒平喘

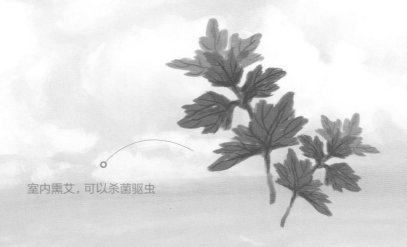

室内熏艾，可以杀菌驱虫

用艾叶泡泡脚

　　天气变冷之后，小朋友容易出现头疼脑热、感冒流涕的情况，这时不妨试试艾叶泡脚哦。

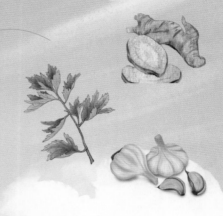

用艾叶泡脚，再配合生姜、大蒜等温性食物，有助于温暖身体，消除体内寒气

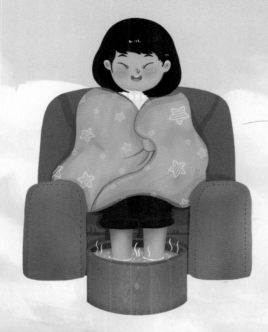

艾叶泡泡脚，美美睡一觉

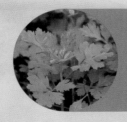

生活中的本草

艾叶泡脚以每周两三次为宜，每次泡脚的时间也不要太长，最好控制在 20 分钟左右。

苍耳子

通鼻止痒

我叫苍耳子，你可能不太熟悉这个名字，但如果你走过一株植物的时候，发现身体上沾了一些像小刺猬一样的圆球球，这很可能就是我，这下是不是恍然大悟了呢？我长着尖尖的刺，是为了更有效地黏在人或动物身上，把种子传播到更远的地方哦。

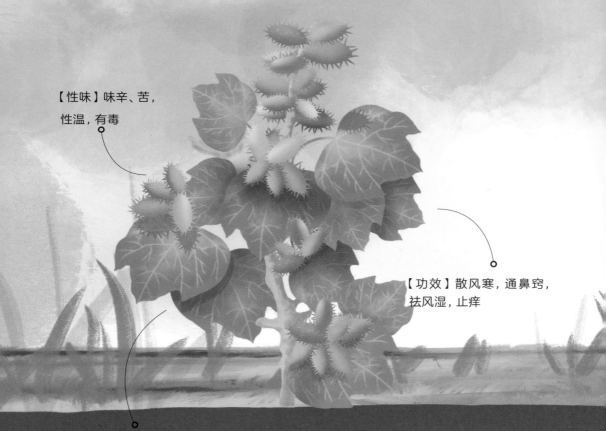

【性味】味辛、苦，性温，有毒

【功效】散风寒，通鼻窍，祛风湿，止痒

【主治】风寒头痛，鼻塞流涕，风疹瘙痒等

听音频认本草

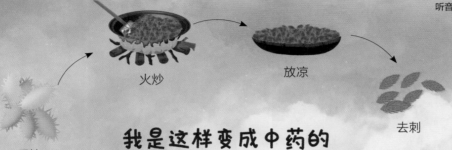

采摘　　　　火炒　　　　放凉　　　　去刺

我是这样变成中药的

　　我有微毒，成为药材前需要经过适当炮制，以尽量去除毒素。采摘之后，首先要用火炒，这样能够去除我表面的刺；当炒至表面变成深黄色时，取出放凉，再去除表面余刺，就可以入药了。

我从这里来

　　我是苍耳的成熟果实。苍耳多生长在空旷干旱的山坡、旱田边、盐碱地、干涸河床及路旁，可以长到 1 米左右高，每年 4 月下旬发芽，5~6 月出苗，7~9 月开花，9~10 月成熟。

开通鼻窍

苍耳子可以开通鼻窍，让你顺畅地呼吸，可用于缓解感冒造成的鼻塞、流涕不止等症状。

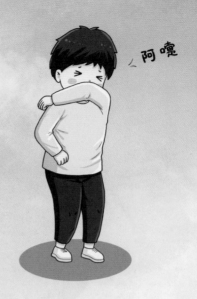

阿嚏

苍耳子煎水，可以治疗痢疾

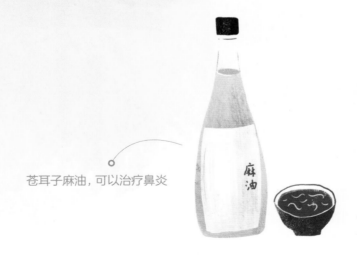

苍耳子麻油，可以治疗鼻炎

麻油

苍耳子有毒要慎用

苍耳子有毒，不能生吃，使用的时候要慎重。苍耳草是苍耳的茎叶，也有微毒，小朋友不要随意摘取哦。

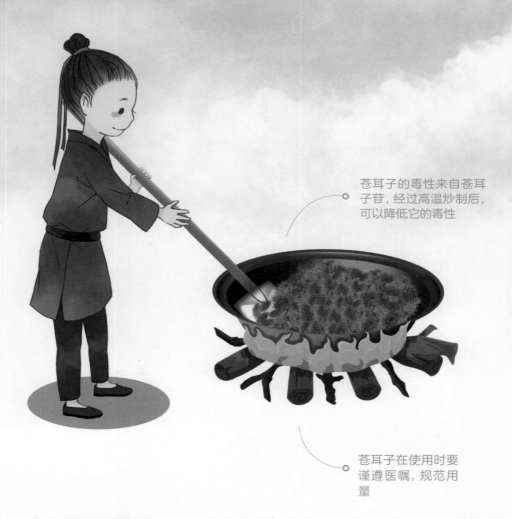

苍耳子的毒性来自苍耳子苷，经过高温炒制后，可以降低它的毒性

苍耳子在使用时要谨遵医嘱，规范用量

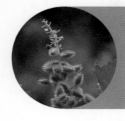

生活中的本草

苍耳子可以榨油，苍耳子油混合桐油可用于制作油漆，也可作为油墨、肥皂、油毡等的原料。

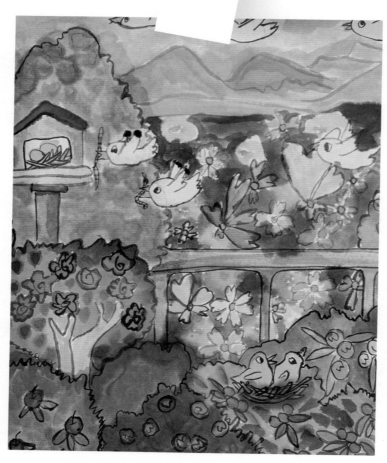

绘画：马千墨（7岁）